Docteur Pierre DABBADIE

Médecin des Troupes Coloniales
Chevalier de la Légion d'Honneur
Croix de Guerre

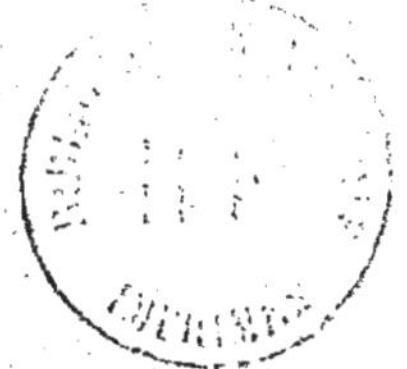

L'ESSENCE PURE DE GOMÉNOL

DANS L'ASEPSIE

DU CHAMP OPÉRATOIRE

en particulier sur les Organes génitaux externes

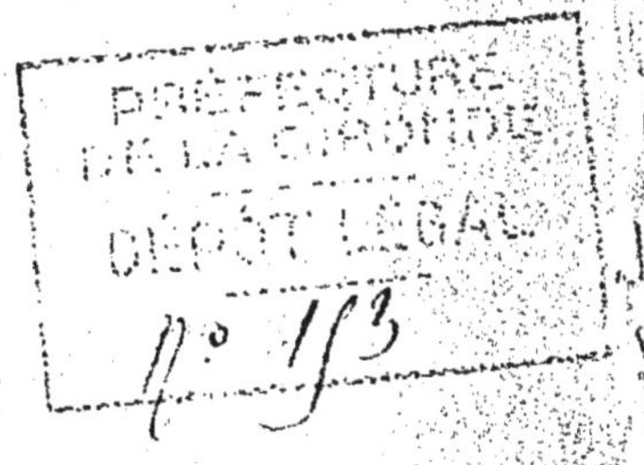

BORDEAUX
Imprimerie J. BIÈRE
18, 20, 22, rue du Peugue

1922

Docteur Pierre DABBADIE

Médecin des Troupes Coloniales
Chevalier de la Légion d'Honneur
Croix de Guerre

L'ESSENCE PURE DE GOMÉNOL

DANS L'ASEPSIE

DU CHAMP OPÉRATOIRE

en particulier sur les Organes génitaux externes

BORDEAUX
Imprimerie J. BIÈRE
18, 20, 22, rue du Peugue

1922

A LA MÉMOIRE DE MON PÈRE ET DE MON FRÈRE

———

A MA MÈRE ET A MA SŒUR

> *faible témoignage de ma recon-*
> *naissance pour les sacrifices*
> *que vous avez consentis pour*
> *moi.*

———

A MA FAMILLE, A MES AMIS.

A MES CAMARADES DU 140e REGIMENT D INFANTERIE

MORTS AU CHAMP D HONNEUR (1914-1918)

———

A MES CAMARADES DU CORPS DE SANTE

DE LA MARINE ET DES COLONIES

A Monsieur le docteur BELLOT
Médecin général de 1re classe de la marine
Directeur de l'École du service de santé de la marine
et des colonies
Commandeur de la Légion d'honneur
Officier de l'Instruction publique

A Monsieur le Sous-Directeur

A Messieurs les Professeurs de l'École du service
de santé de la Marine et des Colonies

A MES MAITRES DE LA FACULTE DE MÉDECINE
ET DES HOPITAUX DE BORDEAUX

———

A Monsieur le docteur DUVERGEY
PROFESSEUR AGRÉGÉ A LA FACULTÉ DE MÉDECINE DE BORDEAUX
CHIRURGIEN DES HOPITAUX
CHEVALIER DE LA LÉGION D'HONNEUR

A MON PRÉSIDENT DE THÈSE

MONSIEUR LE DOCTEUR A. POUSSON

PROFESSEUR DE CLINIQUE DES MALADIES DES VOIES URINAIRES
A LA FACULTÉ DE MÉDECINE DE BORDEAUX
CHIRURGIEN DES HOPITAUX
MEMBRE CORRESPONDANT DE L'ACADÉMIE DE MÉDECINE
ET DE LA SOCIÉTÉ DE CHIRURGIE
OFFICIER DE LA LÉGION D'HONNEUR
OFFICIER DE L'INSTRUCTION PUBLIQUE

AVANT-PROPOS

Au moment de terminer nos études, nous tenons à apporter à nos maîtres de la Faculté de Médecine de Bordeaux, l'expression de notre profonde reconnaissance pour l'enseignements éclairés qu'ils nous ont constamment prodigués.

Nous tenons à remercier spécialement MM. les professeurs Arnozan, Moussous, Cassaët, Villar, Chavannaz, Lagrange, Bégouin, Guyot et Carles qui ont particulièrement contribué à notre éducation médicale.

Notre reconnaissance toute particulière ira à Monsieur le professeur agrégé Duvergey qui a bien voulu inspirer et guider notre travail.

Nos remerciements iront aussi à Monsieur le Professeur Pousson qui nous a fourni les moyens de prendre plusieurs observations dans son service et nous fait le grand honneur d'accepter la présidence de notre thèse.

INTRODUCTION

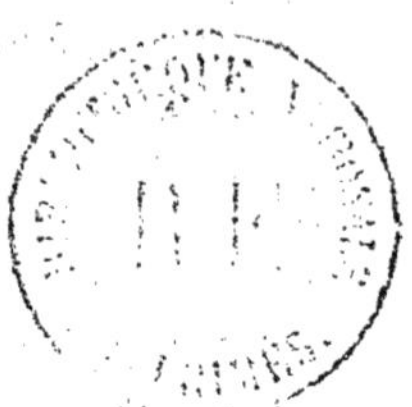

Depuis les découvertes de Pasteur, la « germ theory » de Lister, les luttes ardentes pour et contre l'antisepsie qui divisaient les grands chirurgiens français vers 1875 : Lucas Championnière, Terrier, Nicaise, d'un côté, Desprez Richet, Trélat de l'autre, l'accord enfin fait sur la nécessité de l'antisepsie associée à l'asepsie, nombreux ont été les médicaments proposés pour aseptiser le champ opératoire.

Tour à tour les sels mercuriels, l'acide phénique, l'acide borique ont joui d'une vogue incontestée puis ont été d'autant plus détractés qu'ils avaient été plus prônés.

Zimmer, dans sa thèse, fait un véritable procès des antiseptiques et relate plusieurs cas d'accidents mortels à la suite d'emploi d'acide phénique, de sublimé, de cyanure de mercure et même d'acide borique.

Tous sont à peu près abandonnés, à l'heure actuelle, à l'exception de la teinture d'iode. Introduite en chirurgie par Grossich de Fiume en 1908, patronnée en France par Lejais, Walther et Touraine, elle n'a cessé, depuis, de faire des adeptes et rares sont, aujourd'hui, les services hospitaliers où elle n'est pas couramment employée pour aseptiser le champ opératoire. On a reconnu en effet que c'est un antiseptique puissant peu toxique et bien toléré, diffusible, en général peu douloureux.

Dans le cours de nos études médicales, nous avons été frappés de voir M. le professeur agrégé Duvergey dans son service de l'hôpital Saint-André de Bordeaux user, à plusieurs reprises d'un antiseptique autre que celui que nous avions l'habitude de voir employer ; nous voulons parler de l'essence pure de goménol. Nous avons pensé, devant les bons résultats obtenns, que cet usage peu connu du goménol méritait d'être signalé et nous en avons fait le sujet de notre modeste travail.

Grâce à la bienveillance de Monsieur le professeur Pousson et de Monsieur le professeur agrégé Duvergey nous avons pu recueillir un certain nombre d'observations toutes inédites que nous reproduisons à la fin de notre thèse.

Voici le plan que nous nous proposons d'adopter. :

Le Goménol

<table>
<tr><td rowspan="11">PREMIÈRE PARTIE
Etude théorique du Goménol</td></tr>
</table>

Chapitre Premier. — Le goménol. — Origine. — Composition chimique. — Historique.

Chapitre II. — Pouvoir antiseptique du goménol. — Comparaison avec quelques antiseptiques en particulier avec l'iode.

Chapitre III. — Faible toxicité du goménol. — Elimination.

Chapitre IV. — Pouvoir analgésique du goménol.

Chapitre V. — Diffusibilité du goménol au niveau de l'épiderme.

Chapitre VI. — Le goménol dans l'aseptie du champ opératoire Historique. — Indications générales et avantages.

Chapitre VII. — Indications de choix du goménol.

Chapitre VIII. — Mode d'emploi. — Quelques objections à son emploi.

Observations

Conclusions.

Bibliographie.

PREMIÈRE PARTIE

Etude théorique du Goménol

CHAPITRE PREMIER

Le Goménol. — Origine. — Composition. — Historique

Le goménol est l'essence balsamique, pure, naturelle, constante retirée des feuilles sélectionnées et mondées d'une variété de Melaleuca viridiflora décrite par Brongniart et Gris.

Le Melaleuca viridiflora (du grec : melas, noir ; leucos, blanc) est un arbre de la famille des Myrtacées, d'une hauteur d'environ 18 à 20 mètres qui croit en Nouvelle Calédonie, en particulier dans la région de Gomen, d'où son nom. Le tronc à écorce blanche semée de taches noires, vestiges de commencements de carbonisation dus aux incendies fréquents, est droit, dans les terrains humides, noueux et contourné dans les terrains secs, exposés au vent. Les feuilles sont alternes, brièvement pétiolées, odorantes ; les fleurs d'un jaune paille disposées en épis denses, terminaux ; après la floraison le sommet de l'épi s'allonge en un rameau feuillé.

Tous les voyageurs qui ont exploré la Nouvelle Calédonie depuis Garnier[1] et de Rochas[2] sont unanimes à attribuer sa grande salubrité et son cachet caractéristique à la présence dominante des Melaleuca.

1. Garnier, ingénieur des Mines chargé par le ministère de la Marine et de Colonies d'une mission d'exploration géologique (1863-1866).
2. De Rochas, Relation d'un voyage à la Nouvelle Calédonie.

A. Jeanneney en 1888 signala au gouverneur de la Nouvelle Calédonie, les propriétés antiseptiques de l'essence de Niaouli tirée des feuilles des Melaleuca. Un peu plus tard en 1894, dans son livre *La Nouvelle Calédonie agricole*, il la qualifie de « puissant antiseptique ».

Le Professeur Bouchardat dans son cours d'hygiène et de matière médicale insiste sur la préservation presque absolue, au point de vue des maladies des marais, de plusieurs localités éminemment marécageuses de la Nouvelle Calédonie et attribue cette préservation à cette condition que les arbres ou arbrisseaux de la famille des Myrtacées et particulièrement les Mélaleuca, végètent presque seuls sur cette partie du sol; et il conclue que : « l'essence contenue dans les feuilles s'oppose au développement des ferments organisés et vivants sous l'influence desquels se développe le poison des marais. »

Les indigènes du pays ne boivent jamais une eau suspecte sans y faire infuser quelques feuilles de Melaleuca.

Les essences qu'ils contiennent, connues depuis la plus haute antiquité par les Malais et les Chinois qui les utilisent encore sous le nom d'huile de Caiapouti, furent introduites en Europe par des médecins allemands et classées, dans les diverses pharmacopées sous le nom d'essence de Niaouli.

Leur composition est très instable et presque toujours on y constate la présence d'aldéhydes qui les rendent plus ou moins toxiques et caustiques.

Il y a loin de ces essences primitives au goménol dont la composition est constante et dont la caractéristique est d'être entièrement dépourvu d'aldéhydes.

C'est un liquide incolore ou légèrement jaunâtre d'odeur douce et aromatique, intermédiaire entre le camphre et la menthe, de consistance oléagineuse, de saveur légèrement cuisante, un peu amère.

La composition chimique du goménol a été nettement établie en 1893 par G. Bertrand, chef de service à l'Institut Pasteur de Paris. Nous donnons ci-dessous quelques extraits des résultats de ses recherches communiquées à l'Académie des Sciences.

« Les feuilles fraîches de Niaouli donnent par distillation en présence de l'eau jusqu'à 25 % de leur poids d'une essence jaune pâle, tirant un peu sur le vert et dont l'odeur douce et spéciale rappelle celle du Cajéput.

« Cette essence dont la consistance est plutôt oléagineuse a pour densité 0,922 (à + 12°) et dévie le plan de la lumière polarisée de 0° 42' à droite...

« ...Si l'on néglige les produits secondaires, on arrive à conclure que l'essence est formée en dehors d'un térébenthène dextrogyre ($C^{10}H^{16}$) par un mélange de 3 corps : 1° un eucalyptol, 2° un carbure bouillant à 157° (probablement citrène) 3° un terpilénol.

« C'est précisément la composition du terpinol de List et l'on sait que celui-ci s'obtient en chauffant avec de l'eau acidulée la terpine ($C^{10}H^{16}, H^{20}$), résultant elle-même de l'hydratation spontanée des terpènes ($C^{10}H^{16}$).

« Le goménol est la seule essence qui les contienne et il y a là une remarquable coïncidence pleine d'intérêt au point de vue de la synthèse naturelle des essences dans les végétaux.

« Le goménol est donc un terpinol naturel, avec cette différence que le terpinol et le citrène y sont lévogyres au lieu d'être optiquement inactifs et que les proportions relatives y sont différentes.

« Dans le terpinol de List c'est le terpinol qui domine, dans le goménol, c'est l'eucalyptol. A l'encontre des eucalyptols celui que l'on retire du goménol ne contient pas d'aldéhydes ».

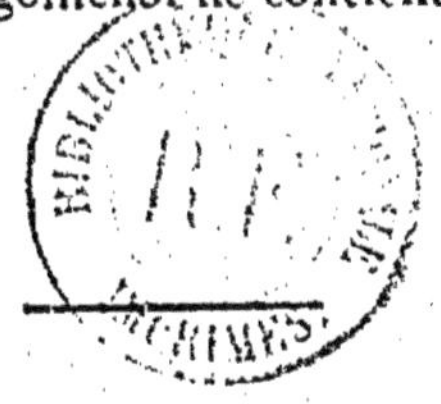

CHAPITRE II

Pouvoir antiseptique du Goménol. — Comparaison avec quelques autres antiseptiques, l'iode en particulier.

Dès l'année 1893, à la suite d'un certain nombre d'expériences faites avec l'essence de Niaouli sur la bactéridie charbonneuse et l'aspergillus niger, le D\u1d63 Forné avait classé le goménol parmi les meilleurs antiseptiques d'origine végétale « pouvant préserver au moins temporairement une région déterminée en créant sur place des conditions de milieu s'opposant à la culture des germes pathogènes et facilitant par suite le rôle défensif des éléments phagocytaires ». En 1902, le professeur agrégé Guégen de l'Ecole de Pharmacie de Paris reprit ces travaux sur le pouvoir antiseptique du goménol vis-à-vis des bactéries et compara ce pouvoir à celui des antiseptiques communément employés.

Les expériences ont porté sur le bacille de la diphtérie, le pneumocoque, le bacille du tétanos, le colibacille, le staphylocoque, le bacille typhique, le streptocoque pyogène, la bactéridie charbonneuse et le bacille pyocyanique. Il n'a pas cru devoir expérimenter sur le bacille tuberculeux car ce microorganisme est si fragile que même en milieu très favorable la moindre parcelle d'un antiseptique quelconque suffit à le détruire. Voici la technique qu'il employa : il ensemença des volumes égaux d'une même culture dans des bouillons stérilisés, préalablement additionnés de doses déterminées d'antiseptiques, mesurées avec la plus grande précision.

Les cultures munies d'un numéro d'ordre et accompagnées de cultures témoins étaient mises à l'étuve à +37°-38° et maintenues à l'obscurité. Les microorganismes se trouvaient ainsi placés dans des conditions les plus propres à leur rapide développement dans les milieux où la dose d'antiseptique était insuffisante. Les observations étaient faites chaque jour et l'on notait avec soin les diverses particularités du développement.

Les expériences ont été poursuivies ainsi pendant 15 jours pour chaque série. Des observations espacées de deux en deux jours ont été faites ensuite jusqu'au 24e jour. A partir de ce moment les bouillons dans lesquels les microbes n'avaient pas pullulé pouvaient être considérés comme impropres à leur développement. Le professeur Guégen tira les conclusions suivantes que nous résumons dans le tableau ci-joint :

Doses inhibitrices du goménol vis-à-vis des principales bactéries pathogènes

	Sol. inhib.	soit par l.
Bacille de la diphtérie	1/12600	0,08
Pneumococique	1/5000	0,20
Bacille du tétanos	1/3420	0,29
Colibacille	1/2180	0,45
Staphylocoque	1/2250	0,48
Bacille typhique	1/990	1
Streptocoque pyogène	1/500	2
Bactéridie charbonneuse ...	1/500	2
Bacille pyocyanique	1/450	2,25

Il montra ensuite qu'en présence de la moindre trace de goménol, le gonocoque, le streptocoque, ne cultivent pas « in vitro ».

Poursuivant ses travaux, il chercha à déterminer l'efficacité du goménol comparativement aux autres antiseptiques couramment employés. Pour cela, il opéra dans des conditions identiques pour chacun et sur un même microbe: le staphylocoque doré. Voici, résumés sous forme de tableau schématique, les résultats qu'il obtint :

Antiseptiques		Sol. inhib.	soit par l.
Ichtyol	....	1/200	5
Gaïacol liquide	....	1/700	1,43
Créosote	....	1/890	1,12
Menthol	....	1/990	1
Iodoforme	....	1/1100	0,90
Permanganate	....	1/1384	0,70
Goménol	....	1/2250	0,45
Naphtol B	....	1/2500	0,40
Thymol	....	1/3300	0,33

En résumé le goménol, au point de vue de son action bactéricide vis-à-vis du staphylocoque se place à peu près au même rang que le naphtol B, avant le permanganate et l'iodoforme ; ce dernier, on le sait, contient 90 % d'iode.

Si nous voulons maintenant établir une comparaison entre l'iode et le goménol, en nous basant sur la classification de Miquel, nous pouvons dresser le tableau ci-contre que nous empruntons à la thèse de Haïm[1].

Nous voyons d'après ce tableau, que le goménol se classe parmi les substances très fortement antiseptiques vis-à-vis du staphylocoque et fortement antiseptiques vis-à-vis de plusieurs autres microorganismes. Son pouvoir antiseptique est sensiblement le même que celui de l'iode.

---

1. Haïm Élie, *Thèse*, Paris, 1905. (Cf. bibliographie).

Classification de Miquel [1]	Antiseptiques général[t] usités		Goménol
		Doses	
Cl. I. — Eminemment antiseptiques, (0,01 à 0,10 empêchant la putréfaction.	Eau oxygénée.. Sublimé corrosif Azotate d'arg...	0 gr. 05 0 gr. 07 0 gr. 08	
Cl. II. — Très fortement antiseptiques, (0,10 à 1 gr. empêchent la putréfaction).	Iode .... Sulf. de cuivre . Acide salicylique	0 gr. 25 0 gr. 90 1 gr.	0,25 arrêtent le développement du staphylocoque.
Cl. III. — Fortement antiseptiques, (1 à 5 gr. empêchent la putréfaction).	Thymol ...... Acide phénique.	2 gr. 3 gr.	1 gr. arrête le dévelop. du b. typhique.
Cl. IV. — Modérément antiseptiques, (5 à 20 gr. empêchent la putréfaction).	Acide borique ..	7 gr. 50	2 gr. arrêtent le développement du b. charbonneux.
Cl. V. — Faiblement antiseptiques, (20 à 100 gr. empêchent la putréfaction).	Borate de soude Es. d'eucalyp...	70 gr. 71 gr. 50	2 gr. 25 arrêtent le développement du pyocyanique.
Cl. VI. — Très faiblement antiseptiques (100 à 300 gr. empêchent la putréfaction).	Sel marin ..... Glyc. de D = 125	165 gr. 225 gr.	

1. Miquel range les antiseptiques en 6 classes en se basant sur le nombre d milligrammes de chaque substance nécessaire à empêcher la putréfaction d'un litre de bouillon de bœuf neutralisé.

CHAPITRE III

Faible toxicité du Goménol. — Son élimination.

Nous venons de voir que le goménol était un antiseptique puissant. Mais il serait inutilisable ou tout au moins délicat à manier si sa toxicité était élevée comme l'est celle de certains antiseptiques qui pour cette raison sont de plus en plus délaissés. Il n'en est rien heureusement. Tandis que l'essence de Niaouli non distillée est plus ou moins toxique et caustique, le goménol, du fait de sa distillation, est excessivement pauvre en aldéhydes, agents de désintégration des tissus.

De nombreuses expériences concluantes ont été faites à cet égard :

Dujardin-Beaumetz et Main ont injecté à un animal pesant 2 kg.500, 9 gr. 56 d'essence de goménol dissoute dans son volume d'huile d'olives. L'animal, à cette dose de 4 grammes par kilogramme n'a présenté aucun phénomène fâcheux. L'irritation locale fut nulle.

Quelques gouttes de la solution huileuse à parties égales projetées dans l'œil d'un lapin n'a produit aucune irritation, à peine un peu de rougeur de la conjonctive. Dubousquet Laborderie est arrivé à des résultats analogues.

Rigaux[1] a renouvelé les mêmes expériences mais avec de l'essence pure et a obtenu des résultats tout aussi satisfaisants.

Dans le service du Dr Doléris, à l'hôpital Boucicaut, on a injecté jusqu'à 1 cm^3 de goménol pur dans le péritoine d'un cobaye qui n'a nullement réagi.

A des doses un peu inférieures à celles signalées par Dujardin-Beaumetz et Main. Tribes[2] est parvenu à obtenir des

1. Rigaux, *thèse* Lyon, 1907.
2. Tribes, *thèse* Bordeaux, 1911.

phénomènes d'intoxication grave : il expérimenta sur 3 lapins : au 1er pesant 520 grammes, il injecta 2 cm³. de goménol pur ; 1/2 heure après l'animal présenta une phase d'agitation de mouvements désordonnés, suivi d'une phase de dépression ; 8 heures après, l'état était presque normal et une crise urinaire se produisait.

A un deuxième lapin pesant 2 k 500, il inocula 8cm³ de goménol. L'animal meurt 21 heures après, ayant présenté de l'agitation, des convulsions, puis de la paralysie.

Enfin à un troisième pesant 2 k. 300, il injecta 14 cm³ de goménol pur. Collapsus au bout d'une heure ; mort au bout de 2 heures 1/2.

En 1908, M. le Dr Desgrez, professeur à la Faculté de médecine de Paris a étudié en plusieurs séries d'expériences la toxicité du goménol : D'après lui, la dose mortelle par 24 heures et par kilogramme d'animal est par ingestion pour le cobaye 8 cm⁸, pour le lapin 7 cm³, 3, pour le chien 6 cm³, 4, en injections hypodermiques pour cobaye 3 cm³, pour le lapin 2 cm³, 8, pour le chien 2 cm³.

Toutes ces expériences concordent à prouver que pour arriver à des doses toxiques, il faut employer des quantités très élevées du produit.

Dans une autre série de travaux, le Dr Desgrez a comparé la toxicité du goménol à celle des principaux antiseptiques. Le tableau suivant donne les doses mortelles par kilogr. d'animal.

Sublimé	0 gr. 17
Collargol	0 gr. 37
Phénol chimiquement pur	0 gr. 51
Formol à 40 % d'aldéhyde formique	0 gr. 79
Naphtol B	0 gr. 99
Créosote à 20 % de gaïacol	1 gr. 30
Permanganate de K	2 gr. 38
Goménol	3 gr.

Le goménol est donc 1 fois 1/2 moins toxique que le permanganate, 2 fois moins que la créosote, 3 fois moins que le naphtol B, 4 fois moins que le formol, 6 fois moins que le phénol, 9 fois moins que le collargol, 17 fois moins que le sublimé.

Voici ce que nous montre l'expérimentation, mais l'expérimentation n'est rien si ses résultats ne sont pas confirmés par la clinique. Depuis plus de 30 ans que le goménol est employé en thérapeutique sous toutes ses formes : goménol pur, eau goménolée, oléo-goménol, onguent au goménol, on n'a rapporté aucun cas d'intolérance. Le fait est assez rare pour être signalé. On a cité de nombreux cas d'intoxication par le sublimé, l'acide phénique, le naphtol, le thymol. Au sujet de l'iode, le Dr Henry [1] rapporte dans la revue médicale de Normandie une observation frappante d'accidents consécutifs à des badigeonnages de teinture d'iode : il s'agissait d'un officier qui à la suite d'une application iodée à la partie postérieure du thorax a présenté pendant 4 jours les phénomènes suivants erythème généralisé, phlyctènes, plaque sur la région badigeonnée rappelant une brûlure du 2e degré, tuméfaction des bourses et de la verge, le tout accompagné de douleurs violentes et d'insomnie, phénomènes qui ont rétrocédé ensuite puis disparu.

Pour ce qui est de méfaits pouvant être imputés au goménol, la littérature médicale reste muette. Pourtant, il a été souvent employé, larga manu, et pendant de longs mois, en particulier dans les cystites tuberculeuses.

L'élimination se fait par deux voies principales : le poumon et le rein. Très peu de temps après l'injection hypodermique, vingt-cinq minutes dans un cas, on perçoit dans la bouche une saveur aromatique non désagréable, l'haleine est imprégnée de cette odeur.

L'élimination par les reins se fait sans aucun inconvénient. Les urines présentent une réaction odorante qui rappelle l'odeur de la violette. Les réactifs employés pour déceler la présence du goménol dans l'urine sont les mêmes que ceux utilisés pour la recherche d'albumine. Par la chaleur ou l'acide nitrique à froid il se forme en présence de goménol un précipité nuageux qui disparaît en ajoutant de l'alcool dans le 1er cas en versant un excès de réactif dans le 2e.

1. Dr Henry. Accidents consécutifs aux badigeonnages de teinture d'iode. (*Revue médicale de Normandie*, 10 mai 1907).

CHAPITRE IV

Pouvoir analgésique du Goménol.

Les qualités que nour venons de reconnaître à l'essence pure de goménol, beaucoup d'autres antiseptiques les réunissent. Celle que nous allons étudier maintenant lui est bien propre Nous voulons parler de son pouvoir analgésique.

L'application d'essence de goménol en effet loin d'être suivie d'une cuisson plus ou moins douloureuse comme c'est le cas pour la teinture d'iode, par exemple, est absolument indolore et même mieux, suivie d'une sensation de bien-être que tous les malades se plaisent à signaler.

Ce fait est confirmé par de nombreux auteurs : Dubousquet-Laborderie [1] lui donne l'épithète de « grand calmant » et déclare dans le *Journal des Praticiens* « qu'aucune substance n'agit aussi sûrement et aussi promptement non seulement comme antiseptique mais comme supprimant la douleur ».

Nous citerons une observation très caractéristique rapportée à la Société de thérapeutique par cet auteur qui eut à soigner de nombreux sinistrés à la suite de l'incendie d'une huilerie à l'Ouen :

« L.. 27 ans, sergent, vigoureux, pas d'antécédents morbides, présente sur toute la partie gauche du coude des brûlures des 1ᵉʳ et 2ᵉ degrés. Le dos des deux mains est le siège de brûlures du 1ᵉʳ degré. Toutes les lésions sont douloureuses ; toutes sont soigneusement lavées avec de l'eau goménolée, puis pansées à l'onguent au goménol, sauf la brûlure du dos de la main droite

1. *Bulletin général de thérapeutique*, 8 mai 1898.

qui fut traitée par des lavages boriqués et la vaseline iodoformée. Or pendant toute la durée du traitement, le blessé a été très affirmatif pour dire que la douleur était plus vive à la main droite que partout ailleurs ».

Le professeur Julliard de Genève s'exprime ainsi : « c'est un bon anesthésiant. A une légère sensation de chaleur qui peut se transformer en sensation pénible, s'il y a excès de médicament, succède une accalmie et une atténuation de la douleur ».

Michon et Pastéau, dans un mémoire portant sur l'examen de 10 malades atteints de cystites diverses signalent presque aussitôt après l'instillation d'huile goménolée à 10 % la disparition de la douleur. Celles qui présentaient des douleurs intolérables avant, pouvaient marcher et faire de longues courses ,dix minutes après leur instillation. Jamais l'analgésie, même dès la première instillation, ne s'est montrée inférieure à une heure et demie.

On pourrait objecter que cette analgésie consécutive à l'instillation d'huile goménolée peut aussi bien être mise sur le compte de l'huile d'olives que du goménol. Haïm qui cite ce mémoire dans sa thèse, a prévu l'objection et instillant chez 3 malades, tantôt de l'huile d'olives stérilisée tantôt de l'huile goménolée a remarqué que tandis qu'avec l'huile d'olives il n'y avait qu'une anesthésie très relative sans anesthésie complète, avec l'huile goménolée au contraire, il y avait une anesthésie absolue surtout pendant les dix premières minutes qui suivaient l'instillation.

Le Dr Foch de Grenade sur Garonne ayant employé le goménol pour panser un jeune homme porteur d'une plaie survenue à la suite d'un traumatisme rapporte que, chaque fois qu'il faisait le pansement, le malade éprouvait un soulagement très grand et ne cessait de lui répéter : « Docteur, vous me faites le plus grand bien ; on dirait que vous me versez de l'huile sur la plaie, tellement c'est doux ». Et un jour où il

2. *Revue médicale de la Suisse Romande*, 1909.

avait oublié de mettre le goménol et lavait avec de l'eau de mauve : « Docteur, vous devez avoir oublié le goménol, je le sens ».

Le Dr Delmas de Paris, le Dr Faivre, professeur de clinique médicale à l'Hôtel-Dieu de Poitiers signalent des faits analogues. Dans un cas de brûlure profonde de toute la face dorsale de la main droite pansée au goménol « la douleur a été presque nulle au dire de la blessée, et cela dans une région offrant une si grande sensibilité habituelle » (Dr Delmas).

Enfin, nous avons souvent entendu notre maître M^r le Professeur Duvergey insister sur ce pouvoir analgésique du goménol et recommander l'emploi de cet antiseptique sur toutes les parties sensibles en particulier sur les organes génitaux externes.

Nous-mêmes, en relevant les observations qui figurent à a fin de notre travail, avons porté notre attention sur ce point et remarqué que les malades badigeonnés au goménol restaient absolument impassibles et, si on les interrogeait, disaient n'éprouver aucune douleur (cf. obs. II, IV, VIII, XI, XV).

CHAPITRE V

Pénétration du Goménol au niveau de l'épiderme.

Nous venons d'établir que le goménol est un puissant antiseptique, peu toxique, analgésique. Il nous reste à étudier quel est son pouvoir de pénétration au niveau de l'épiderme pour être en droit de proposer son emploi dans l'asepsie du champ opératoire.

Les germes microbiens, en effet, ne se trouvent pas qu'en surface sur l'épiderme du corps humain. Si le maximum s'observe au niveau de la couche cornée, si, au-dessous, entre les cellules de la couche de Malpighi, il n'y a plus que quelques microorganismes, c'est dans les conduits excréteurs des glandes que les germes sont le plus nombreux, dans les follicules pileux, dans l'espace compris entre le poil et la paroi folliculaire. Remlinger, sur 50 cas, a isolé dans les couches profondes :

23 fois le staphylococcus albus
11 fois le   —   aureus
14 fois le   —   citreus
 8 fois le streptocoque
 5 fois le colibacille

Il faut donc pour qu'un antiseptique soit actif que non seulement il détruise la flore superficielle mais encore qu'il pénètre à travers les diverses couches de l'épiderme à la rencontre des microorganismes qui s'ils ne sont pas annihilés, ravivés par le choc opératoire, frapperont de mort les cellules épidermiques, puis gagneront celles du derme et seront causes de suppuration et d'élimination d'eschares, empêchant ainsi la réunion par première intention.

Nous allons examiner successivement le pouvoir de pénétration de la teinture d'iode, puis celui du goménol et nous tirerons quelques conclusions de leur comparaison.

Walther [1] en France, Duse [2] en Italie, Seelig et Gould [3] en Angleterre ont étudié expérimentalement le mode de pénétration du soluté alcoolique de teinture d'iode dans les tissus. Ils ont remarqué ce fait très important que la pénétration de la teinture d'iode était entravée par un lavage préalable du champ opératoire. Duse a même établi que cet antiseptique ne pénétrait plus dans ces conditions au sein du follicule pileux, ce qui permet la réinfection ultérieure par les bactéries demeurées dans la profondeur de ce follicule.

« Le phénomène observé par Duse, s'explique aisément car le poil entouré d'une gaine aqueuse ne peut plus être mouillé par l'alcool et il se fait à ce niveau une précipitation d'iode. Cet inconvénient n'est pas le seul à redouter. Il ne faut pas oublier que, bien qu'on en ait dit, l'alcool ni la teinture d'iode ne dissolvent parfaitement les corps gras cutanés ; la pénétration du liquide est donc forcément très limitée et ne saurait atteindre les bactéries profondément situées d'où la cause de la réinfection signalée par Walther » (Gueguen).

Que se passe-t-il maintenant pour le goménol. Nous laissons la parole au Dr Gueguen, autrement autorisé que nous pour exposer la question et conclure :

« Nous avons pensé que l'on pourrait avantageusement substituer à la teinture d'iode un antiseptique inoffensif, très diffusible et complètement nuisible aux corps gras de la peau et surtout des follicules que les lavages même les plus soignés ne peuvent déterger. Le goménol nous a paru remplir efficacement le but. Mais il était nécessaire, bien que nous en

1. Walther, *Bulletin de la Société de chirurgie*, mars 1909.
2. Duse, *Policlinio*, février 1911.
3. Seelig et Gouto. *Surgery Gynecology and Obstretric*, mars 1911.

ayons, maintes fois, constaté les bons effets, d'en vérifier expérimentalement le pouvoir pénétrant.

« Nous avons opéré sur le cobaye comme l'avait fait Walther pour la teinture d'iode. Profitant de la solubilité du Sudan III dans le goménol qu'il colore en rouge groseille nous avons badigeonné avec ce liquide des surfaces de la peau des flancs de cobayes vivants, en opérant comparativement d'une part avec la teinture d'iode, d'autre part avec le goménol coloré.

« Pour le goménol, nous avons étudié la pénétration sur des coupes durcies par l'eau formolée à 3 %, la solubilité de cette essence dans la paraffine et ses solvants ne nous ayant pas permis de recourir à la méthode des inclusions.

« Nous avons aussi constaté que le goménol coloré, en pénétrant dans la profondeur des tissus cédait une partie de sa couleur aux matières grasses, l'ensemble des régions prenant une teinte rosée bien nette. Le réactif envahit aussi les follicules sébacés détruisant les microorganismes qui occupent les parties périphériques et notamment les canaux excréteurs de ces follicules.

« Une autre série d'expériences a été faite en utilisant la technique de Seeling et Gould. Un cobaye étant anesthésié on détache de son flanc un volet de peau ; en mettant le goménol en contact avec la face externe de ce lambeau on constate que la diffusion commence à s'opérer au bout d'une demi-heure à la face interne du tégument »

Et il conclut :

« Le goménol employé en badigeonnages semble donc pouvoir être substitué à la teinture d'iode dont il n'a ni l'action irritante ni la causticité. Absorbé par les follicules pileux, il en réalise la stérilisation pratique et en même temps peut exercer sur le bourgeonnement et la cicatrisation des plaies opératoires, l'action bienfaisante qu'il possède vis-à-vis des traumatismes accidentels et des plaies anfractueuses presque impossibles à désinfecter par d'autres moyens. L'action nettement antiseptique de l'eau goménolée permet de penser, ainsi que je l'ai établi dans un travail précédent que l'humidité laissée par les lavages et les brossages ne doit pas être, comme elle l'est pour la teinture d'iode, un obstacle à sa pénétration. »

Donc goménol et teinture d'iode, jouissent tous deux d'une bonne diffusibilité mais le premier présente en plus ces deux avantages que n'a pas l'autre :

1º Qu'il dissout les graisses.;

2º que son action n'est pas empêchée par un lavage préalable du champ opératoire.

DEUXIÈME PARTIE

Le Goménol antiseptique du champ opératoire

CHAPITRE VI

Le Goménol dans l'asepsie du champ opératoire. — Historique. — Indications générales et avantages

Ce sont les qualités signalées dans les chapitres précédents ; pouvoir antiseptique élevé, toxicité presque nulle, pouvoir analgésique pas négligeable, haute diffusibilité qui ont fait que le goménol a été employé, fréquemment avec succès dans un grand nombre d'affections externes : brûlures, ulcères, plaies anfractueuses, adénites tuberculeuses, fistules, cystites, métrites, etc.

Par contre, rares sont les auteurs qui se sont servis du goménol pour aseptiser le champ opératoire. Il est vrai que les chirurgiens avaient déjà un antiseptique, l'iode qui remplissait parfaitement les conditions nécessaires à une bonne désinfection de la région sur laquelle on voulait opérer. Dès lors pourquoi chercher ailleurs? Nous verrons plus loin que dans certains cas, la teinture d'iode ne donnait pas entière satisfaction. Quoi qu'il en soit, il faut arriver à l'année 1911 pour voir signaler cet emploi particulier de l'essence de goménol par un chirurgien des hôpitaux de Bordeaux, le Dr J. Courtin. Voici ce qu'il écrivait dans la *Gazette hebdomadaire* des Sciences Médicales de Bordeaux : « L'asepsie du champ opératoire par la teinture d'iode ne se fait pas actuellement sans inconvénients. Si les cas mortels sont encore rares on en a cependant signalés quelques-uns au dernier Congrès allemand de Chirurgie. Les Archives de Médecine militaire rapportent tout dernièrement un cas d'intoxication mortelle à la suite de la désinfection du champ opératoire par la teinture d'iode, chez un jeune soldat qui avait subi une cure radicale de hernie.

« Pour ma part j'ai souvent fait usage du goménol pur et je m'en suis toujours bien trouvé ! Je n'ai jamais observé la moindre irritation à la suite des applications de goménol. Dans un cas d'intervention faite sur la région dorsale pour l'ablation d'un lipome, les badigeonnages au goménol font diparaître une éruption acnéiforme de date ancienne.

« Il résulte de mes observations que le goménol chirurgicalement employé n'est pas toxique, qu'il n'irrite pas la peau tout en aseptisant bien le champ opératoire. De ce fait il est supérieur aux antiseptiques anciennement employés et à la teinture d'iode ».

Cette communication est certainement le résultat de constatations portant sur de nombreux cas car il nous a été rapporté par un médecin qui, vers cette époque était assistant dans son service, que le Dr Courtin faisait un usage à peu près exclusif d'essence de goménol.

Vers la même époque, le Dr Dubousquet de Brive en signale les bons effets dans l'observation suivante : Il s'agit d'un jeune homme de 15 ans qui porte à deux centimètres de la queue du sourcil gauche un kyste glandulaire enflammé à la suite d'un traumatisme : « Je lui conseille l'ablation de son kyste, mais en raison de la rougeur, de la chaleur, de l'inflammation du tégument, je préfère avant de pratiquer cette petite intervention désinfecter le champ opératoire et ses alentours par un pansement antiseptique. Je lave soigneusement la région avec du coton hydrophile imbibé de solution de goménol à 2,5 % sans trop presser sur le kyste de crainte d'en faire échapper le contenu, et j'applique un gâteau de coton hydrophile trempé dans la même solution, recouvert de taffetas gommé, le tout maintenu par un bandage de tête.

« Je revois le jeune homme le lendemain qui ne présente plus aucune inflammation et n'a plus ressenti de douleur. Application d'essence de goménol, pulvérisation de chlorure d'éthyle et incision de la peau recouvrant la loupe; mais au niveau de l'érosion la peau se rompt et il m'est impossible de disséquer la peau. Curettage. Le contenu est en partie purulent. Avec un bourdonnet de coton monté sur un stylet et imbibé d'essence de goménol, je frotte toute la cavité du kyste et je réunis avec des crins de Florence. Pansement avec de la gaze aseptique imbibée de goménol.

« 2e pansement 6 jours après; les points de suture sont enlevés au 9e jour; guérison par première intention .

Et il conclut : « : « Dans ce cas le goménol a une action des plus marquées : 1º en arrêtant dès le début une inflammation et une douleur vive qui m'ont fait craindre la purulence totale du contenu kystique et sa rupture.

2º en empêchant toute suppuration consécutive à mon intervention, malgré la purulence partielle du contenu de la loupe, une drisation difficile et incomplète de la poche en raison de sa fusion complète avec la peau, au niveau et autour de l'érosion; 3º en favorisant par absence de suppuration une réunion par 1re intention ».

Le Dr Victor Pauchet d'Amiens dans la *Clinique* du 20 janvier 1912 attire également l'attention sur cet usage nouveau du goménol «le moyen le plus couramment employé pour la désinfection de la peau est le badigeonnage iodé à 5 %. C'est un procédé expéditif et peu coûteux. Le pouvoir de pénétration de l'iode garantit la stérilité de la peau à une grande profondeur; le goménol peut obtenir des résultats identiques. Son indication se trouve dans les cas où il peut y avoir crainte d'irriter la peau. Quand le chirurgien intervient sur des peaux délicates (enfants, femmes à peau fine) la désinfection se fera avec avantage à l'aide du goménol ».

En 1914, Monsieur le Professeur agrégé Duvergey «employait systématiquement l'essence de goménol dans toutes les opérations, même les laparotomies, et n'a jamaiseu la moindre suppuration, ni le moindre ennui ». Ce sont les propres termes d'une communication qu'il fit le 9 avril 1922 dans la *Gazette hebdomadaire des Sciences médicales de Bordeaux*. Depuis, il continue toujours à s'en servir et les résultats obtenus sont toujours aussi satisfaisants. Nous donnerons d'ailleurs dans le chapitre suivant une statistique portant sur 121 cas traités par lui tous avec plein succès.

Il ressort de ces témoignages que l'essence pure de goménol peut être utilisée, au même titre que la teinture d'iode, pour la désinfection du champ opératoire et ceci quelle que soit la région sur laquelle on opère : face, membres, tronc, abdomen.

On sera toujours sûr d'obtenir une bonne antisepsie. On n'aura pas à craindre des phénomènes d'intolérance ni à redouter des complications dues à la causticité du médicament.

On obtiendra une réunion par première intention de la plaie opératoire.

De plus dans les interventions à anesthésie générale, il sera possible, du fait qu'elle est indolore, de faire l'application antiseptique avant que le malade ne dorme complètement. C'est un gain de temps qui n'est pas négligeable dant les opérations de longue durée où l'on a à redouter pour le patient l'ingestion de fortes doses d'anesthésique.

Dans les opérations à anesthésie intra-rachidienne, on pourra l'employer aussitôt après l'injection anesthésiante, sans attendre les quelques minutes nécessaires à l'action de cette dernière, ou mieux en même temps, le chirurgien faisante la ponction, un aide préparant le champ opératoire.

Dans les opérations à anesthésie locale, l'application préalable d'essence de goménol, non seulement ne sera pas douloureuse mais permettra de rendre absolument indolore les piqûres nécessaires pour insensibiliser la région. Dans plusieurs de nos observations, nous nous sommes attachés à contrôler ce fait, en particulier dans l'observation XIV.

Avec la teinture d'iode, le lendemain et les jours qui suivent l'intervention, le malade éprouve souvent des brûlures et des démangeaisons parfois intolérables, au niveau de sa plaie, qui le font plus souffrir que les suites directes de l'acte opératoire lui-même. La peau se sèche et se desquame. Dans quelques cas, heureusement rares, il se produit de petits phlyctènes à sérosité louche qui sont les témoins d'un début d'intoxication par le médicament.

Avec le goménol, il n'en est rien. Nous avons examiné dans ce sens, chacun des malades dont les observations figurent plus loin. Aucun ne nous a signalé la moindre douleur, la moindre démangeaison dans la région d'action de l'antiseptique. Nous avons assisté aux premiers pansements et n'avons remarqué ni rougeur, ni érythème ni phlyctène autour de la plaie. La réunion s'est toujours faite par première intention, dans les délais normaux et nous n'avons observé qu'un seul cas de suppuration au niveau d'un point de suture. Au bout de 3 pansements, la plaie était, d'ailleurs, complètement cicatrisée.

CHAPITRE VII

Indications de choix du Goménol dans l'asepsie du champ opératoire.

Certaines régions de l'organisme humain : face, muqueuses, périnée, organes génitaux externes de l'homme et de la femme, aisselle, sont d'une sensibilité toute spéciale aux antiseptiques. Sur les organes génitaux en particulier la plus petite parcelle répandue d'un liquide irritant, alcool, teinture d'iode, éther, arrache des cris au patient et le font se tordre de douleur. Quand l'opéré se réveille après une intervention sous anesthésie générale, ou que l'action de l'anesthésique local est terminée, la brûlure causée par l'antiseptique qui a servi à désinfecter le champ opératoire est intolérable. Il nous est souvent arrivé, entendant geindre des opérés de l'abdomen, de nous approcher de leur lit et de leur demander d'où ils souffraient. Ce n'était pas de leur plaie, comme on pourrait le penser, mais de leurs organes génitaux qui avaient été intéressés par la désinfection seulement, tandis que l'opération avait été pratiquée au-dessus du pubis.

Ce sont les interventions sur les régions que nous venons d'indiquer qui constituent les indications de choix de l'emploi du goménol comme désinfectant. Et nous ne pouvons mieux faire pour les mettre en valeur que de reproduire ici, sous forme de tableau, les résultats des nombreuses opérations que M. le Professeur agrégé Duvergey a pratiquées, en utilisant cet antiseptique pour aseptiser le champ opératoire, et qu'il a eu la bienveillance de nous autoriser à publier dans notre travail.

Nature de la maladie	Nature de l'intervention	Nombre de cas opérés	Mode d'anesthésie	Evolution de la plaie	
				Guérison	Accidents
	circoncision	3	anesthésie générale	guérison par 1re intention	néant
	circoncision	17	anesthésie locale	id.	id.
Cancer de la verge.	amputation	2	rachianesthésie	id.	id.
Hydrocèle	ponction avec injection modificatrice	8			
Hydrocèle	retournement de la vaginale	5	anesthésie locale	id.	id.
Kyste de l'épididyme	ablation	1	anesthésie locale	id.	id.
Hernie inguino scrotale	cure radicale	7	rachianesthésie	id.	id.
Hernie inguino scrotale	cure radicale	8	anesthésie générale	id.	id.
Hémorroïdes	extirpation	11	anesthésie locale	id.	id.
Fissure à l'anus.	dilatation	3	anesthésie locale	id.	id.
Appendicite	appendicectomie	11	anesthésie générale	id.	id.
Kyste de la petite lèvre	extirpation	1	anesthésie locale	id.	id.
Cancer du méat urinaire de la femme	ablation	1	rachianesthésie	id.	id.
Prolapsus génital.	colpopérinéorraphie	7	rachianesthésie	id.	id.
Métrite	curettage (désinf. col vagin vulve)	4			id.
Fibrome utérin	hystérectomie totale et subtotale désinfection du vagin	20	anesthésie générale		id.
Cancer utérin	hystérectomie abdom.	9	anesthésie générale.	réunion par 1re intention	id.

Quels sont les enseignements que nous pouvons tirer de cette statistique? Nous remarquons d'abord qu'on ne relève aucun insuccès. Après chaque opération, la réunion s'est faite dans les délais normaux, par première intention. Dans aucun cas, la plaie opératoire n'a suppuré. Et pourtant les régions sur lesquelles portait l'intervention sont des régions très difficiles à désinfecter entièrement. Le prépuce, la région anale, le méat urinaire féminin, les grandes lèvres sont des réceptacles où pullulent les éléments microbiens.

C'est là un fait particulièrement intéressant car cette statistique porte sur 121 cas, chiffre suffisamment imposant pour pouvoir conclure à la parfaite tenue du médicament.

Nous remarquons ensuite que toutes ces interventions portent sur des organes d'une sensibilité exquise et qu'un grand nombre ont été faites à l'anesthésie locale ce qui suppose une désinfection précédant l'injection de l'anesthésique. Cette d'infection aurait été excessivement douloureuse avec la teinture d'iode tandis qu'avec le goménol, elle est absolument indolore.

Les 3 circoncisions à l'anesthésie général ont été pratiquées chez des enfants de 3 à 5 ans. L'épiderme est, à cet âge, très fragile et, avec tout autre antiseptique un peu irritant aurait pu être le siège d'un érythème ou d'une desquamation, peut être d'une éruption généralisée. Or il n'en a rien été avec le goménol.

Enfin, dans les jours qui ont suivi les interventions, il n'a été signalé, chez les opérés aucune trace d'intolérance locale ou générale.

Tout ceci démontre la réelle valeur de l'essence de goménol employé pour aseptiser le champ opératoire, sur les régions particulièrement sensibles, les organes génitaux externes en particulier.

CHAPITRE VIII

Mode d'emploi du Goménol. — Objections qu'on peut faire à son emploi.

Maintenant que nous avons signalé les services que peut rendre l'essence de goménol dans l'asepsie du champ opératoire, il ne nous reste plus qu'à indiquer son mode d'emploi et, pour être complet, à rechercher les objections que l'on peut faire à cet emploi. Le Dr Pauchet d'Amiens dans son article du journal *La Clinique* que nous avons cité plus haut proposait deux techniques. Dans la première « les téguments préalablement décapés par un lavage et un savonnage sont ensuite badigeonnés au goménol pur, jusqu'à évaporation de cette substance. Dès que l'évaporation est produite, la peau est stérilisée à une profondeur au moins égale à celle de la teinture d'iode ».

Quant à la deuxième elle consiste à faire l'application du goménol directement sur les téguments sans qu'ils aient été préalablement lavés ou savonnés.

Les deux méthodes peuvent être indifféremment employées avec le goménol car nous avons vu qu'un lavage de la peau n'entravait pas la pénétration de cet antiseptique. Il n'en serait pas de même pour la teinture d'iode qui, pour agir énergiquement, doit être appliquée sur une peau non décapée.

Voici comment nous proposons de régler dans le détail cette application d'essence de goménol.

Quelques heures avant l'opération, on fait la toilette ordinaire de la région opératoire : épilation, nettoyage à l'eau savonneuse, friction à l'alcool.

Au moment de l'opération, le goménol est mis dans une cupule stérilisée ; avec une compresse stérilisée serrée dans une pince de Kocher et trempée dans le liquide, l'aide badigeonne soigneusement la région opératoire en commençant par le haut et en la parcourant par un mouvement de va et vient transversal jusqu'à la limite inférieure. Ce détail a son importance : le goménol n'étant pas coloré il faut prendre des précautions pour être sûr de tout aseptiser et pour ce, faire un badigeonnage méthodique. Puis on laisse évaporer pendant cinq minutes et avec une compresse stérilisée on enlève l'excès de liquide. Il n'y a plus qu'à commencer l'opération.

On peut faire trois reproches au goménol en tant qu'antiseptique du champ opératoire :

1º il est inflammable ;

2º il n'est pas coloré ;

3º il est cher.

Comme toutes les essences, le goménol prend feu facilement. Si l'on n'est prévenu, il peut se faire, qu'au cours de l'opération, on approche le couteau du thermocautère d'un endroit où le liquide n'est pas complètement évaporé et qu'on enflamme et le liquide et les champs disposés tout autour de la région sur laquelle on opère. Ceci pourrait se produire, surtout, dans les interventions sur l'abdomen où la dépression ombilicale peut devenir le réceptacle d'une certaine quantité de goménol. C'est la raison qui nous faisait recommander, plus haut, d'enlever l'excès de liquide avec une compresse stérilisée.

Autre reproche : le goménol est incolore et par conséquent on ne peut pas contrôler facilement la parfaite désinfection de la région opératoire. En fait ce reproche a une valeur tout à fait relative car, bien que non coloré, ce liquide forme un enduit brillant et vernissé sur la région, qui tranche assez nettement avec la teinte de l'épiderme des régions voisines.

Nous avons essayé de colorer le goménol avec les colorants usuels bleu de méthylène, carmin, fuchsine ; mais tous sont insolubles dans le goménol. Peut-être seraient-ils solubles en solution alcoolique ?

Le Dr Guégen est parvenu à le colorer avec du Sudan III qui lui donne une teinte rouge groseille. Nous sommes arrivés au même résultat. La dose à employer est minime et la coloration obtenue persiste longtemps. On peut conserver, à l'air, le goménol ainsi coloré.

Quant au dernier reproche « le goménol est cher » il est bien difficile d'y répondre. Le goménol coûte deux fois plus que la teinture d'iode. C'est peut-être la raison pour laquelle son emploi ne s'est pas généralisé dans nos hôpitaux. Quoi qu'il en soit, même malgré son prix de revient élevé, il reste formellement indiqué dans les interventions sur les régions à sensibilité spéciale, en particulier sur les organes génitaux urinaires.

OBSERVATIONS

Observation I

(Inédite et personnelle, prise dans le Serv. de M. le P ag. Duvergey).
Appendicectomie, désinfection du champ opératoire à l'essence pure de
goménol. — Réunion par première intention de la plaie opératoire.*

Résumé de l'observation. — L... Léontine, 20 ans, entre à l'hôpital
Saint-André de Bordeaux le 16 septembre 1922 parce qu'elle souffre
du côté droit de l'abdomen, depuis environ un an. Au mois de mai
dernier, la douleur devenant plus aiguë obligea la malade à s'aliter.
Vomissements bilieux quotidiens survenant principalement à jeun.
Constipation opiniâtre. Amaigrissement accusé.

Examen. — Le ventre est souple à la palpation. La main qui palpe
réveille une douleur très nette au point de Mac Burney, douleur qui
s'irradie vers les lombes. Pas d'empâtement.

Par ailleurs rien de spécial à signaler.

Antécédents héréditaires : père atteint d'entérite chronique depuis
10 ans. Mère en bonne santé. Pas de collatéraux.

Antécédents personnels : Coqueluche et rougeole dans l'enfance.
A 16 ans fièvre typhoïde dont elle s'est parfaitement remise.

Opération (le 23 octobre 1922). — La région opératoire a été préparée la veille. Anesthésie à l'éther avec l'appareil d'Ombredanne. Avant
que la malade, ne commence à dormir on badigeonne à l'essence de
goménol la paroi antérieure de l'abdomen, la région génitale et l'extrémité supérieure des cuisses. La malade n'accuse aucune douleur.

Le goménol forme un enduit brillant, vernissé qui tranche nettement avec l'épiderme voisin. On laisse agir cinq minutes; puis la dépression ombilicale est débarrassée de l'excès d'antiseptique avec une compresse stérilisée.

Incision de Roux, recherche de l'appendice. Dilacération des adhérences ; ligature au catgut; thermocautérisation; reconstitution de la paroi au catgut; suture cutanée avec des crins. Application de goménol sur la plaie. Pansement; durée 50 minutes.

Incidents opératoires : rien à signaler.

Suites opératoires. — Nous avons interrogé la malade à son réveil, et les jours suivants. Elle a déclaré n'éprouver ni brûlure ni picotement, au niveau de la plaie opératoire et des organes génitaux externes. 8 jours après on enlève les points de suture; aucun n'a suppuré. La plaie est refermée; pas d'inflammation; pas de bourgeons exubérants. Ni érythème, ni desquamation, ni vésicules. Exeat le 8 novembre 1922.

Observation II

(Inédite et personnelle, prise dans le Serv. de M. le Pr ag. Duvergey).
Hystérectomie subtotale avec appendicectomie. Désinfection du champ opératoire au goménol. — Réunion par 1re intention de la plaie opératoire.

Résumé de l'observation. — R... Amélie, 26 ans, culottière, entrée le 19 septembre 1922 à l'hôpital Saint-André parce que, depuis 3 ans, à la suite d'un coup dans la fosse iliaque droite, elle souffre de douleurs qui l'empêchent de travailler mais qui ne l'ont jamais obligée à s'aliter. Pas de crise aigue; pas de vomissements. Pas de constipation. Pas de pertes blanches. Pas de douleur à la miction. Pas de fièvre.

Examen. — La palpation nous montre un ventre souple sans hyperesthésie cutanée ni défense musculaire. Un point douloureux à la pression au niveau du point de Mac Burney. Au toucher vaginal on sent des annexes grosses douloureuses.

Antécédents héréditaires. — Rien à signaler.

Antécédents personnels. — A 15 ans une coqueluche. A 20 ans une pleurésie droite.

Opération. — (le 8 novembre 1922). La région opératoire a été préparée la veille. Rachianesthésie à la syncaïne (2 cm ^{3} 1/2 de la solution à 5 %). Aussitôt après la ponction, on badigeonne la face antérieure de l'abdomen, les organes génitaux externes et le vagin avec du goménol. La malade ne réagit nullement. Nous lui demandons ce qu'elle ressent : « un peu de fraîcheur sur le bas ventre » nous dit-elle. On attend cinq minutes pour permettre à l'antiseptique d'agir. On enlève l'excès avec une compresse stérilisée.

Incision sous-ombilicale. On trouve des annexes enflammés avec adhérences péritonéales. L'appendice est également enflammé et adhérent. Hystérectomie subtotale avec appendicectomie. On referme la plaie musculaire au catgut et la plaie cutanée avec des crins.

Nettoyage de la plaie au goménol. Pansement.

Incidents opératoires : quelques vomissements.

Suites opératoires. — La malade interrogée 4 heures après l'opération, le lendemain et les jours suivants, n'a éprouvé ni douleurs ni brûlure, ni démangeaison au niveau de la plaie et de la région aseptisée.

Le 21 on enlève les points de suture. La plaie est refermée par première intention; aucun fil n'a supppuré. Le pourtour de la plaie, la paroi abdominale, les organes génitaux externes ne présentent rien d'anormal. Pas de desquamation ni d'érythème.

Exeat le 30 novembre.

Observation III

(Inédite et personnelle prise dans le Serv. de M. le P^r ag. Duvergey).

Appendicectomie. Désinfection du champ opératoire à l'essence pure de goménol. Réunion par première intention de la plaie opératoire.

Résumé de l'observation. — T... Irène, 20 ans, couturière. La malade est entrée à l'hôpital le 22 septembre 1922 en pleine crise appendiculaire. Faciès grippé, vomissements bilieux, hyperesthésie cutanée, défense musculaire, maximum de la douleur au point de Mac Burney. On la met en observation avec de la glace sur le ventre. La crise tourne court et un mois après on décide de l'opérer à froid.

Antécédents héréditaires. — Rien à signaler.

Antécédents personnels. — Rien à signaler sauf il y a 4 ans une première crise appendiculaire avec vomissements, traitée par la glace pendant 8 jours.

Opération. — La malade préparée la veille est amenée à la salle d'opération le 23 octobre 1922 au matin. Anesthésie à l'éther. A peine a-t-on appliqué le masque, qu'on aseptise la face antérieure de l'abdomen et les organes génitaux externes avec du goménol. La malade est très agitée depuis le début de l'anesthésie. Au bout de cinq minutes on enlève l'excès de goménol.

Incision de Jalaguier. On tombe sur un appendice très adhérent dont l'extirpation nécessite une véritable éviscération. Le cœcum est resté extériorisé vingt minutes. Ligature. Thermocautérisation. On refait la paroi au catgut. La plaie cutané est refermée avec des crins. Durée 46 minutes.

Incidents opératoires : rien à signaler.

Suites opératoires. — Normales pour l'opération. Au réveil et les jours suivants la malade soigneusement interrogée n'a signalé aucune sensation de brûlure, de démangeaison dans la région aseptisée au goménol.

On enlève les points de suture le 3 novembre. Les deux lèvres de la plaie sont exactement accolées. Pas d'inflammation autour. Sur l'abdomen et la région génitale ni érythème ni desquamation.

Exeat le 10 novembre.

Observations IV et V

(Inédites et personnelles prises dans le Serv. de M. le Pr ag. Duvergey).

1° *Cystostomie suspubienne;* 2° *urétrotomie interne.*
Désinfection de la plaie opératoire au goménol.

Résumé de l'observation. — R... Albert, cocher, 50 ans, rentre à l'hôpital le 14 octobre 1922. Il y a un mois il a présenté de l'incontinence d'urines pendant 48 heures. La miction rosée au début devenait sanglante ensuite. Il reprend son travail et pendant 15 jours rien d'anormal ne se produit. Puis, pendant 5 jours, hématuries totales qui le décident à se faire hospitaliser.

Examen. — Inappétence depuis un mois; langue saburrale; selles normales, pas douloureuses. Appareil urinaire : le malade éprouve une grande difficulté à uriner. Il présente de la pollakiurie (environ toutes les 10 minutes). Les urines sont troubles, purulentes. La vessie est distendue. L'examen de l'urètre à l'explorateur de Guyon montre de nombreux rétrécissements très serrés et qu'on ne franchit que très difficilement. Au toucher rectal, prostate légèrement hypertrophiée.

On décide de lui faire une cystostomie suspubienne pour drainer sa vessie.

Opération (le 25 octobre 1922). — Rachianesthésie à la syncaïne (3 cm³ 1/2 de la solution à 5 %). La région antérieure de l'abdomen et les organes génitaux externes sont badigeonnés au goménol, avant que l'anesthésique ait eu le temps de produire son effet. En effet, on pince les bourses du malade et il signale le pincement. L'application de goménol ne provoque aucune douleur. On attend cinq minutes et l'on tente le cathétérisme en faisceau. On passe avec peine un conducteur filiforme. Cystostomie sus-pubienne; mise en place d'une sonde de Pédezert. Lavage au cyanure de mercure; pansement.

Suites opératoires. — 3 heures après nous revoyons le malade qui nous déclare n'éprouver aucune douleur ni brûlure au niveau de sa verge et de son scrotum. Le lendemain il est aussi affirmatif. Le pansement est refait devant nous et nous ne notons ni éruption ni érythème autour de la plaie, sur l'abdomen, sur les organes génitaux. La température ne dépasse pas la normale.

Le 10 novembre R... dont l'état s'est amélioré est amené à nouveau à la salle d'opérations. Le gland, la verge et le scrotum sont aseptisés au goménol. Aucune réaction du malade. Nous lui demandons ce qu'il ressent : « Il me semble qu'on me met quelque chose de frais ». On tente le cathétérisme. On n'arrive qu'à passer un conducteur. Quelques bouffées de chlorure d'éthyle et l'on pratique l'urétrotomie interne. On place ensuite une sonde de Nélaton.

Suites opératoires. — Le lendemain le malade déclare n'éprouver qu'un certain endolorissement de la verge. Les jours suivants nous ne remarquons rien d'anormal sur la peau de sa verge et de son scrotum.

Le malade est toujours en traitement; son état est bien amélioré.

Observation VI

(Inédite et personnelle prise dans le Serv. de M. le Pr ag. Duvergey).

Cystostomie sus-pubienne. Désinfection du champ opératoire à l'essence de goménol.

Résumé de l'observation. — M... arabe, agé de 34 ans, manœuvre, entre à l'hôpital le 14 octobre parce qu'il n'avait pas pu uriner depuis la veille. On le sonde et au lieu d'arriver dans la vessie on pénètre dans une cavité prostatique d'où la sonde ramène du pus. On fait une cystostomie sus-pubienne pour évacuer sa vessie. Une sonde de Pédezert est mise en place. Par la radiographie, on confirme la présence d'une caverne prostatique. On se décide à une nouvelle intervention pour rétablir le trajet normal de l'urine.

Antécédents héréditaires. — Le malade ne fournit que des renseignements très vagues.

Antécédents personnels. — Signes de tuberculose pulmonaire plusieurs blennorragies. Signes de syphilis tertiaire.

Opération. — Le malade ayant été préparé la veille, est amené à la salle d'opérations le lendemain matin 25 octobre. On enlève la sonde en place depuis la 1re opération. Injection intrarachidienne de 3 cm³ de syncaïne à 5 %. Badigeonnage de la paroi antérieure de l'abdomen, des organes génitaux externes avec du goménol aussitôt après l'injection. Le malade, un arabe très douillet, ne réagit nullement. Interrogé il dit n'éprouver aucune douleur. Une sonde enduite d'oléogoménol est poussée par l'urètre et s'engage dans une cavité prostatique. Le doigt de l'opérateur introduit par la plaie sus pubienne va dilacérer le col et établit une large communication entre la vessie et la cavité. On introduit, par la plaie, une sonde de Guyon à double courant dans la vessie. Lavage au cyanure de mercure. Sutures larges de la plaie. Pansement. Durée 25 minutes.

Incidents opératoires : rien à signaler.

Suites opératoires. — Le malade n'a éprouvé aucune douleur au niveau de ses organes génitaux externes aseptisés au goménol dans les jours qui ont suivi l'opération. Nous avons à chaque pansement quotidien examiné la région opératoire et nous n'avons observé ni érythème ni desquamation. Le malade est toujours en traitement.

Observation VII

(Inédite et personnelle prise dans le Serv. de M. le Pʳ ag. Duvergey).

*Synovite à grains riziformes de l'index gauche. Synovectomie.
Désinfection de la région opératoire au goménol.*

Résumé de l'observation.—D... Marie, 66 ans, laveuse, entre à l'hôpital le 3 octobre 1922 parce qu'elle présente une tuméfaction indolore de l'index gauche, qui la gêne pour son métier. Il y a 3 ans, en lavant du linge, elle se fit une piqûre, au niveau de la pulpe de l'index gauche. Il y eut un peu d'inflammation dont quelques pansements humides eurent vite raison. Un an après elle s'aperçut que son doigt grossissait du côté de la face palmaire.

Examen. — Nous remarquons une tuméfaction de l'index gauche débutant au niveau de l'articulation phalango-phalangienne et remontant jusqu'aux muscles de l'éminence thénar. Cette tuméfaction occupe exactement le trajet de la gaine des fléchisseurs de l'index et déborde en dedans vers le médius. A la palpation on sent une tuméfaction très nette et en palpant avec deux doigts on a la sensation très nette de petits grains circulant à frottement dans un passage rétréci qui est le canal ostéo-fibreux des fléchisseurs.

Rien à signaler par ailleurs.

Antécédents héréditaires. — Père mort asthmatique, mère morte d'un cancer, pas de tuberculeux avérés dans la famille.

Opération le 3 novembre. — Anesthésie au chloroforme. Mise en place d'une bande hémostatique au tiers moyen du bras. Badigeonnage de la face palmaire de l'avant-bras avec goménol. On attend cinq minutes pour donner à l'antiseptique le temps d'agir. Incision longitudinale de la face palmaire de la 2ᵉ phalange de l'index. Découverte et ablation de grains riziformes très nombreux, les uns agminés, les autres isolés. La synoviale est excisée. Avant de suturer on verse de l'essence de goménol sur la plaie. On enlève la bande.

Incidents opératoires : néant.

Suites opératoires. — La malade au réveil et les jours suivants n'a éprouvé aucune douleur au niveau de sa plaie et de la région antiseptisée. Le tracé thermométrique s'est maintenu à 37°,37°2. 10 jours après on enlève les points de suture. Pas de suppuration, la plaie s'est refermée par première intention.

Observation VIII

(Inédite et personnelle prise dans le Serv. de M. le Pr Pousson).

Taille vésicale. Désinfection de la région opératoire à l'essence de goménol

Résumé de l'observation. — P... Paul, 55 ans entre le 13 juillet 1922 à l'hôpital du Tondu. Au mois de février dernier, à la suite d'un excès de boissons, et d'un besoin d'uriner non satisfait, il n'a pu uriner pendant quelques heures. La fonction se rétablit et le malade urine normalement jusqu'au mois de juillet. Le 10 juillet, sans cause, il entre en rétention. Au bout de 3 jours il se présente à la consultation de M. le Pr Pousson où on le sonde. Depuis il se sonde toutes les 3 heures. Le 25 juillet on lui conseille de se faire opérer. Il entre le 14 novembre.

Examen. — Le malade est amaigri. Il est passé de 80 kilos à 65 kilos depuis le mois de juillet. La langue est sèche, le teint jaune paille.

Appareil urinaire : le malade ne peut uriner que si on le sonde. Sa vessie est fermement distendue. Hématuries. Constante d'Ambard : 0,12. Au toucher rectal, prostate augmentée de volume, indolore, déformée paraissant lobulée, saignant au toucher.

On décide de lui faire une taille vésicale pour supprimer sa rétention.

Opération le 18 novembre. — Rachianesthésie à l'allocaïne Lumière (de 3 cm³ de la solution à 5 %). Aussitôt l'injection, avant que l'anesthésique n'ait commencé à agir, on badigeonne la paroi antérieure de l'abdomen et les organes génitaux au goménol. Aucune réaction de da part du malade. Interrogé il dit ne ressentir aucune douleur. On attend cinq minutes. Puis on introduit dans l'urètre une sonde en communication avec la soufflerie d'un thermocautère. Incision suspubienne. Ouverture de la vessie après une insufflation. Les lèvres sont fixées à la paroimusculaire. On vide la vessie. Le doigt va reconnaître une prostate hypertrophiée dont on prélève un fragment pour biopsie. Mise en place d'une sonde de Pédezert. Fermeture au catgut de la plaie opératoire. Désinfection au goménol. Pansement.

Incidents opératoires : rien à signaler.

Suites opératoires. — Au réveil le malade n'éprouve aucune brûlure ni aucune douleur au niveau de la région aseptisée. Il en est de même le lendemain et les jours suivants. La température oscille autour de la normale. Nous avons profité des pansements pour examiner la région opératoire. Nous n'avons remarqué ni rougeur, ni éruption, ni érythème, ni desquamation. Actuellement l'état du malade est bien meilleur.

Observation IX (Inédite).

(Due à l'obligeance de M. Ramarony externe chez M. le Pr Pousson).

Excision d'un kyste sébacé de la région du cou. Désinfection du champ opératoire au goménol. Guérison par 1re intention.

B... Charles présente depuis 6 mois un kyste sébacé de la région du cou. Ce kyste, ces temps derniers est devenu rénittent, douloureux, enflammé. On décide de l'extirper. La région est aseptisée avec de l'essence de goménol. La poche est ouverte, vidée et réséquée. On referme par 3 points de suture. Pansement au goménol.

4 jours après on enlève les points de suture. Le jeune homme dit n'avoir éprouvé qu'un tiraillement au niveau de sa plaie. Aucun fil n'a suppuré. 4 jours après deuxième pansement et la plaie au bout de 12 jours est complètement cicatrisée.

Observation X

(Inédite et personnelle, prise dans le Service de M. le Pr Pousson)

Infiltration d'urine. Incisions. Drainage. Désinfection du champ opératoire au goménol.

Résumé de l'observation. — D... Hippolyte entre à l'hôpital du Tondu présentant une grosse tuméfaction des bourses.

Examen. — Le faciès est terreux; les yeux rentrés dans l'orbite, a langue sèche; le pouls est petit battant à 120. Appareil urinaire

On voit une tumeur énorme du volume d'une tête d'enfant tenant tout le scrotum ; la face antérieure est sphacélée et laisse écouler un pus épais. La verge est œdématiée.

Opération. — On opère aussitôt. La verge, le périnée, les bourses, la région sus-pubienne tout badigeonnés à l'essence de goménol. Le malade n'éprouve qu'une sensation de fraîcheur. On lui fait ensuite une injection intrarachidienne de 3 cm^3 d'allocaïne.

Larges incisions du scrotum (face dorsale et ventrale) et de la verge. Il s'écoule un pus fétide ; l'abcès intéresse la fosse eschio-rectale droite. Mise en place de plusieurs drains. Pansement.

Incidents opératoires : Rien à signaler.

Suites opératoires. — Nous interrogeons le malade le lendemain. Il nous dit qu'il ne ressent qu'une sensation de pesanteur au niveau de son scrotum. Pas de brûlures ni de démangeaisons au périnée et dans la région sus-pubienne. Le malade encore en traitement est en bonne voie de guérison.

Observation XI (Inédite).

(Due à l'obligeance de M. Ramarony externe dans le Serv. de M. Pousson)

Phimosis. Résection du prépuce. Désinfection du champ opératoire au goménol, Guérison par 1re intention.

P... Jean, 14 ans est atteint d'incontinence d'urine depuis son jeune âge. A l'heure actuelle, il urine dans son lit 3 fois par semaine. A l'examen on remarque qu'il est atteint d'un phimosis assez serré On décide de l'opérer.

Opération le 23 octobre 1922. — Avant de faire l'anesthésie locale, le gland, le prépuce, la verge, les bourses sont badigeonnés soigneusement en goménol. L'enfant n'éprouve aucune douleur. On insensibilise la région à la cocaïne. L'enfant sent qu'on le pique mais ne souffre pas de la piqûre.

Incision du prépuce. Résection d'un lambeau. Suture avec des crins. Pansement au goménol.

Suites opératoires. — Le lendemain, l'enfant interrogé dit n'avoir éprouvé aucune douleur, 4 jours après on fait le 1er pansement. On enlève les fils; un a suppuré. La peau de la verge et du scrotum est absolument normale ne desquame pas. Au bout de 12 jours la plaie est complètement cicatrisée.

Observation XII (Inédite).

(Due à l'obligeance de M. le Dr Laney).

Bartholinite aiguë. Incision de l'abcès. Désinfection du champ opératoire au goménol.

Résumé de l'observation.— C... Jeanne, 24 ans, employée de commerce présente depuis 4 jours un abcès de la grande lèvre gauche, très douloureux, l'obligeant à rester couchée. Elle a de la fièvre et ne peut dormir la nuit. Il y a un an elle eut, pendant deux mois, des pertes blanches abondantes et tachant le linge qui s'arrêtèrent ensuite. Il y a 8 mois elle présenta au même endroit un abcès qui s'ouvrit spontanément au bout de 7 jours. 2 mois après elle eut un deuxième abcès intéressant toujours la grande lèvre gauche.

Examen. — La grande lèvre gauche est le siège d'une tuméfaction rouge, chaude, douloureuse de la grosseur d'un œuf de pigeon. La petite lèvre du même côté est légèrement œdématiée. Quelques ganglions dans l'aine.

Incision. — La région génitale et l'entrée du vagin sont badigeonnées au goménol sans que la malade ressente la moindre douleur. L'abcès est incisé au niveau de la face interne de la grande lèvre. Il s'écoule un pus épais, abondant, inodore. On recommande à la malade de faire des applications d'eau bouillie goménolée à 2,5 % Deux jours après, elle peut reprendre ses occupations. Elle n'a ressenti ni brûlures, ni démangeaisons dans la région aseptisée et n'a présenté ni érythème, ni desquamation. On lui conseille l'extirpation de la glande à froid pour éviter de nouveaux abcès.

Observation XIII

(Inédite et personnelle prise dans le Serv. de M. le Pr agr. Duvergey).

*Fissure à l'anus. Dilatation. Extirpation d'un paquet hémorroïdaire
Désinfection de la région anale et de la partie terminale du rectum
avec essence pure de goménol.*

Résumé de l'observation. — L... Jean, manœuvre entre à l'hôpital
parce que depuis un an il souffre de douleurs au moment de la défécation. Les douleurs ont été en augmentant, et, actuellement, sont
intolérables et présentent le type de la crise fissuraire classique. ·

Opération le 3 novembre. — Rachianesthésie à la syncaïne à 5 %
(3 cm³) Aussitôt après la ponction badigeonnage de la région périanale, de la marge de l'anus et de la partie terminale du rectum avec
du goménol. L'anesthésique n'a pas encore eu le temps d'agir. Le malade, interrogé sur ce qu'il ressent, répond qu'il sent qu'on lui introduit
quelque chose d'humide dans l'anus mais n'en éprouve aucune douleur. On attend 5 minutes puis on dilate avec le dilatateur de Collin.
Le surplus d'essence est enlevé avec une compresse stérilisée. Ligature de plusieurs paquets hémorroïdaires qu'on extirpe au thermocautère. Mise en place d'un drain.

Incidents opératoires : néant.

Suites opératoires. — Le lendemain matin le malade nous dit n'avoir ressenti ni brûlure ni démangeaison à la région anale. Le drain est
enlevé au bout de 48 heures. On ne remarque aucun phénomène
d'irritation ou de desquamation dans la région opératoire.

Excat, le 13 novembre 1922.

Observation XIV

(Inédite et personnelle prise dans le Serv. de M. le Pr ag. Duvergey).

*Hypertrophie de la prostate. Cystostomie sus-pubienne. Désinfection
de la région opératoire à l'essence de goménol.*

Résumé de l'observation. — D... Jean, 72 ans, retraité entre à l'hôpital le 19 novembre 1922 parce que depuis 5 heures, il n'a pu arriver

à uriner, On le sonde aussitôt. L'histoire de sa maladie remonte à un an.
A cette époque, il s'aperçut que ses urines étaient sanglantes; ces
hématuries étaient totales. Le jour il urinait normalement; la nuit
un picotement à l'extrémité du gland le réveillait 5 à 6 fois par nuit,
mais il n'arrivait à émettre que quelques gouttes et avec beaucoup de
difficulté. Pas de douleurs à la défécation. Le 19, subitement il entre
en rétention. On le sonde une fois à 9 heures du soir, une 2e fois le
lendemain matin.

Antécédents héréditaires : Rien à signaler.

Antécédents personnels : Le malade nie tout passé vénérien. Il n'est
ni un gros mangeur ni un gros buveur. Marié, 5 enfants en bonne santé.

Examen. — Teint terreux, facies anxieux, langue sèche, les yeux
enfoncés dans l'orbite. Appareil urinaire : vessie distendue. Urines :
rouges foncées, chargées. Au toucher rectal grosse prostate unifor-
mément hypertrophiée. On décide de l'opérer immédiatement.

Opération. — La face antérieure de l'abdomen et la région génitale
sont badigeonnées à l'essence de goménol. Le malade, très conscient,
dit n'éprouver aucune douleur. Anesthésie locale à l'allocaïne Lumière
dédoublée. Le malade ne sent pas les piqûres de l'aiguille. On anesthésie
successivement les plans superficiels puis les plans profonds. Mise en
place d'une sonde urétrale reliée à la soufflerie d'un thermocautère.
Incision sus-ombilicale. Ouverture de la paroi. Le péritoine est refoulé
en haut. Insufflation à la vessie puis incision. On la vide. On fixe
les lèvres de l'incision de la paroi musculaire. Mise en place d'un tube
de Marion. La sonde urétrale est enlevée. La plaie opératoire est
refermée par 3 points de suture. Lavage de la vessie au cyanure de
mercure. Durée 25 minutes.

Incidents opératoires : rien à signaler.

Suites opératoires. — Le lendemain et les jours suivants le malade
nous dit n'avoir éprouvé ni brûlure, ni picotement au niveau des
bourses et de l'abdomen. Nous ne remarquons ni érythème, ni desquamation. Le malade est encore en traitement. Son état général s'est
bien amélioré.

Observation XV

(Inédite et personnelle prise dans le Serv. de M. le P^r ag. Duvergey).
Hydrocèle; ponction évacuatrice, injection modificatrice.

Désinfection de la région à l'essence de goménol.

Résumé de l'observation. — R... Eugène, 47 ans, électricien, est admis à l'hôpital pour hydrocèle. En 1917, étant mobilisé, il aurait reçu un coup sur les parties. Une orchite double se serait déclarée pour laquelle il a été évacué à l'arrière pendant 3 mois. A la fin de 1919 il s'est aperçu que ses bourses grossissaient. Admis à l'hôpital il refuse toute autre opération que la ponction évacuatrice. On retire une centaine de grammes de liquide. Le liquide réapparait et on le ponctionne 5 mois plus tard. Depuis le liquide s'est reproduit à nouveau.

Examen. — Le scrotum est le siège d'une tumeur tendue, de la grosseur d'une grosse orange, translucide non réductible. La peau n'est pas adhérente. Elle porte 2 petites cicatrices que le malade dit avoir été occasionnées par la teinture d'iode, lors des deux précédentes ponctions. Cette application a été très douloureuse et il redoute la prochaine. On sent le testicule normal et ayant conservé sa sensibilité spéciale à la partie postéro-inférieure de la tumeur.

Antécédents héréditaires. — Rien à signaler.

Antécédents personnels. — Rien à signaler, pas de passé vénérien.

Opération (le 22 novembre). — Le malade ne veut accepter d'autre intervention que la ponction évacuatrice. On badigeonne le scrotum, et la verge avec du goménol. Le malade ne réagit nullement et s'étonne de ne rien sentir. On attend cinq minutes, puis, ponction : le liquide est évacué (environ 300 gr.). On injecte une solution d'antipyrine à 10 % pour anesthésier. Au bout de 10 minutes, on laisse vider et on remplace par 20 cm^3 de teinture d'iode dédoublée. Le malade se plaint un peu puis se calme. On laisse agir quelques minutes et on retire.

Suites de l'opération. — Le lendemain et les jours suivants le malade nous déclare n'avoir nullement souffert de ses organes génitaux ni extérieurement, ni intérieurement. La peau du scrotum a un aspect tout à fait normal. On remarque toujours les 2 cicatrices des ponctions précédentes. Aucune trace de la dernière.

Observation XVI

(Inédite et personnelle, prise dans le Serv. de M. le P* ag. Duvergey).

Fistule à l'anus; débridement, désinfection de la région opératoire à l'essence de goménol.

Résumé de l'observation. — B... Jeanne, 28 ans, lisseuse entre à l'hôpital le 21 novembre 1922. Elle eut, il y a 4 ans, un abcès de la marge de l'anus du volume d'un œuf de poule qui fut incisé et ne laissa aucune trace. Il y a 3 semaines nouvel abcès au même endroit mais plus petit que le 1er. Il fut incisé mais il persista une petite fistule. Depuis la malade souffre à la défécation mais les douleurs disparaissent spontanément, aussitôt après.

Examen. — Inappétence. Constipation, léger amaigrissement. Quelques râles aux deux bases. Elle présente à environ un centimètre de l'orifice anal un petit orifice situé à 6 heures des aiguilles d'une montre. Le stylet pénètre d'environ 1 cm. et demi puis est arrêté. Au-dessous de cet orifice on voit une petite cicatrice.

Antécédents héréditaires : Rien à signaler.

Antécédents personnels : Opérée à 6 ans d'une mastoïdite; passé pulmonaire (bronchites, pleurésie double)

Opération (24 novembre). — Le pourtour de l'anus, la marge et la partie inférieure du rectum sont aseptisés au goménol. La malade, très nerveuse pourtant, ne réagit pas. On lui donne quelques bouffées de chlorure d'éthyle. Une sonde est introduite dans le trajet; on charge la muqueuse et on l'incise. L'orifice anal est bourré de mèches. Pansement.

Incidents opératoires : La malade est une femme très nerveuse qui s'est trouvée mal quand on a voulu lui faire la rachianesthésie. Aux premières bouffées de chlorure d'éthyle elle s'est débattue et a été prise d'une tremblement généralisé.

Suites opératoires. — Nous avons revu la malade le lendemain et l'avons interrogée sur ce qu'elle ressentait. Elle nous a dit n'avoir éprouvé ni brûlure, ni démangeaison dans la région anale. Le surlendemain la mèche a été enlevée; nous n'avons remarqué ni érythème, ni desquamation. Pas de suppuration. Pas de température.

CONCLUSIONS

I. Le goménol est un produit naturel, d'origine végétale (Melaleuca viridiflora) et de composition stable. Derecherches physiologiques précises, il ressort qu'il est antiseptique, analsésique, désodorisant.

II. Il est le meilleur antiseptique d'origine végétale (Forné). Il n'est ni toxique ni caustique. Son pouvoir antiseptique est supérieur à celui de l'acide phénique, comparable à celui du sublimé, sensiblement égal à celui de l'iode.

III. Son innocuité, ses propriétés antiseptiques rendent son emploi intéressant dans la thérapeutique chirurgicale (brûlures, plaies atones, cystites).

IV. Si on ajoute aux propriétés ci-dessus rappelées sa haute diffusibilité et surtout son pouvoir analgésique, nous avons en lui un antiseptique de 1er ordre pour aseptiser le champ opératoire.

V. Son indication de choix sera au niveau des organes génitaux externes, régions particulièrement sensibles aux antiseptiques.

BIBLIOGRAPHIE

Arnozan et Carles (J.). — *Précis de thérapeutique*, Paris 1921, tome I,
   pages 259 et suiv. tome II, p. 232 et suivantes.

Balencie. — Le goménol dans le traitement des tuberculoses externes.
   (*La Clinique*, 29 octobre 1909. *Progrès médical*, 21 octobre 1911).

Bar. — Nos méthodes antiseptiques en obstétrique. (*Thèse d'agréga-
   tion*, Paris 1883, tome Ier, page 20).

Bavay. — L'huile essentielle de Niaouli. (*Thèse de Pharmacie*, Paris,
   1869).

Bertrand (G.). — Analyse chimique du goménol. (*Bulletin général
   de thérapeutique*, 1893, *Compte rendu de l'Académie des Sciences*,
   1893).

Bonnaure (F.). — Essais sur les indications thérapeutiques de quelques huiles essentielles. (*Thèse de Médecine*, Lyon 1918).

Bonnel. — Communication sur l'action cicatrisante et réparatrice
   du goménol. (*Progrès médical*, 18 décembre 1909).

Bosc. — Note thérapeutique sur le goménol. (*Gazette médicale du
   Centre*, 1910).

Cadéac et Meunier. — Recherches expérimentales sur l'action antiseptique des essences. (*Annales de l'Institut Pasteur*, 1889,

Caire. — L'emploi de l'iode en thérapeutique. (*Thèse de médecine*,
   Bordeaux, 1916).

Cathelin. — Communication sur le traitement de la tuberculose ré-
   nale et vésicale par le goménol. (*Annales des maladies génito-
   urinaires*, 1905, tome I, page 939).

Coudeyras. — Essai sur l'histoire de l'asepsie. (*Thèse de Médecine*
   Paris, 1909).

Courtin (J.). — Le goménol en chirurgie. (*Gazette hebdomadaire des
   Sciences médicales de Bordeaux*, 1911, tome XXXVII).

Desgrez. — *Travaux sur l'innocuité du goménol*, Paris 1908.

Domine et Chabas. — Communication sur l'action de l'huile goménolée dans la tuberculose. (*Congrès de la tuberculose*, Paris, oct. 1905).

Dubousquet Laborderie. — Communication sur les diverses applications du goménol. (*Bulletin général de thérapeutique*, 1898).

Dujardin-Beaumitz et Main. — Communication sur la toxicité du goménol. (*Bulletin général de thérapeutique*, 1895).

Durand (René). — Bactéries et médicaments antiseptiques. (*Thèse de Pharmacie*, Nancy, 1918).

Duvergey (J.). — L'emploi de l'essence de goménol dans l'asepsie du champ opératoire des organes génitaux externes.(*Gazette hebdomadaire des Sciences médicales de Bordeaux*, 9 avril 1922).

Fabre. — Leçon d'ouverture à la clinique obstétricale de Lyon, 1908.

Forné. — Recherches sur l'action thérapeutique du goménol. (*Annales de l'Institut Pasteur*, 1893).

Foulhouze (de La). — Désinfection intra-trachéale d'huile goménolée. (*Thèse de Médecine*, Paris, 1905).

Galluchon (J.). — De l'emploi de la teinture d'iode en chirurgie.(*Thèse de Médecine* Paris, 1910).

Garnier. — Voyage à la Nouvelle Calédonie, 1869- 2 vol.

Guégen. — Travaux sur le pouvoir antiseptique et bactéricide du goménol. (*Société de Biologie*, 1908).

Guyon. — *Maladies des voies urinaires*, tome III, 41e leçon.

Halm (E.). — Contribution à l'étude des cystites notamment des cystites tuberculeuses par les instillations d'huile goménolée. (*Thèse de Médecine*, Paris, 1905).

Henry. — Accidents consécutifs aux badigeonnages de teinture d'iode. (*Revue médicale de Normandie*, 10 mai 1907).

Houdart. — Contribution à l'étude thérapeutique du Mélaleuca viridiflora. (*Thèse de Médecine*, Bordeaux, 1888).

Janneney (A.). — La Nouvelle Calédonie Agricole, 1898.

Juillard. — Notes sur quelques indications du goménol en chirurgie. (*Revue médicale de la Suisse Romande*, 1909).

Jougla. — Contribution à l'étude chimique, toxicologique et thérapeutique des essences. (*Thèse de Médecine*, Paris, 1904).

Lafond (Alfred). — Le terpinol naturel en thérapeutique et en particulier dans le traitement de la tuberculose pulmonaire. (*Thèse de Médecine*, Paris, 1889).

Lanessan (de). — Plantes utiles des colonies françaises.

Leroux (Ch) et Pasteau (Roger). — Traitement de la coqueluche par les injections profondes d'huile goménolée. (*Bulletin médical*, 31 janvier 1900).

Mendel (M.). — Les injections intratrachéales dans la tuberculose pulmonaire. (*Gazette des Hôpitaux de Paris*, 1905).

Miquel. — Des organismes vivants de l'atmosphère. (*Thèse de Médecine*. Paris, 1883).

Moutet. — L'alcool en thérapeutique. (*Thèse de médecine*, Bordeaux, 1909).

Onillon (O.). — Contribution à l'étude de la stérilisation du champ opératoire par la teinture d'iode. (*Thèse de Médecine de Bordeaux* 1910).

Pasteau (O.). — Traitement des cystites par les instillations d'oléogoménol. (*Annales des maladies des organes génito-urinaires* 1908).

— Constance et fixité des résultats obtenus par le goménol en chirurgie urinaire. (*Revue pratique des connaissances médicales*, 1906).

Pouchet (V.). — Rôle du goménol comme antiseptique externe.(*La Clinique*, Paris, 1912, tome VII, page 61).

— L'iode et les iodiques. (*Thèse de Médecine*, Paris, 1906).

Rallier du Baty. — Cinq cas de tuberculoses externes traitées par le goménol et l'huile goménolée. (*Gazette des Hôpitaux de Paris*, 1909, n° 140).

Rochas (de). — *Relation d'un voyage à la Nouvelle Calédonie.*

Rœderer et Tribes. — Un nouvel agent modificateur dans le traitement des tuberculoses externes. (*Journal des Praticiens*, 8 octobre 1910).

Rigaux (P.). — Le goménol en thérapeutique. Son emploi en chirurgie. (*Thèse de Médecine*, Lyon 1907).

Tribes (J.). — Contribution à l'étude des tuberculoses externes par les injections modificatrices. Les injections d'huile goménolée (*Thèse de Médecine*, Paris, 1911).

Weiss (L.). — Contribution à l'étude des méthodes servant à déterminer le pouvoir antiseptique. (*Thèse de Médecine*, Paris 1900).

Wheeler (C. L.). — Three interesting cases treated with goménol *American, Journal of Urology*, New-York, 1908).

Zimmer. — Les méfaits des antiseptiques. (*Thèse de Médecine*, Paris, 1908).

www.ingramcontent.com/pod-product-compliance
Ingram Content Group UK Ltd.
Pitfield, Milton Keynes, MK11 3LW, UK
UKHW020038100726
13658UKWH00003B/1398